Autore: Chloe Ferri

Titolo: Corpo sano, Mente sana: strategie per il tuo benessere.

Introduzione al Benessere Fisico: "Un Viaggio Verso la Salute Ottimale"

Il benessere fisico è un pilastro fondamentale per condurre una vita appagante e sana. Questo viaggio verso la salute ottimale non è solo la ricerca di un corpo in forma, ma bensì una profonda connessione tra la nostra mente e il nostro corpo. La comprensione e l'implementazione di abitudini di vita equilibrate, sia in termini di alimentazione che di attività fisica, sono cruciali per raggiungere e mantenere uno stato di benessere.

Capitolo 1: Fondamenti del Benessere Fisico
In questo capitolo introduttivo, esploreremo i fondamenti del benessere fisico. Discuteremo dell'importanza di una dieta equilibrata, dell'esercizio regolare e di un riposo sufficiente. Metteremo in luce il concetto di ascolto del proprio corpo e come adattare le pratiche di benessere in base alle esigenze individuali.

Capitolo 2: Alimentazione Consapevole
La nutrizione gioca un ruolo centrale nel mantenere un corpo sano. In questo capitolo, esamineremo le basi di un'alimentazione equilibrata, concentrandoci su alimenti ricchi di nutrienti essenziali come vitamine, minerali, proteine e fibre. Discuteremo anche l'importanza dell'idratazione e come fare scelte alimentari consapevoli.

Capitolo 3: Attività Fisica Sostenibile
L'esercizio fisico non è solo una componente di un programma dimagrante, ma un modo per migliorare la resistenza, la forza e la salute generale. Esploreremo diverse forme di attività fisica, da esercizi aerobici a quelli di resistenza, e come integrarli in modo sostenibile nella vita quotidiana. Sottolineeremo l'importanza del movimento per migliorare la salute mentale oltre che fisica.

Capitolo 4: Riposo e Recupero

Il riposo è altrettanto cruciale quanto l'attività fisica. Esamineremo l'importanza di un sonno di qualità e le pratiche per migliorare la qualità del riposo. Discuteremo anche di tecniche di recupero che aiutano a prevenire l'affaticamento e a ottimizzare la ripresa muscolare.

Capitolo 5: Stress e Gestione Emotiva

Lo stress può avere un impatto significativo sulla salute fisica. In questo capitolo, esploreremo le connessioni tra stress, salute fisica e benessere emotivo. Introdurremo strategie per la gestione dello stress, tra cui la meditazione, la mindfulness e altre pratiche che favoriscono l'equilibrio mente-corpo.

Capitolo 6 : Equilibrio Emotivo e Benessere fisico

In questo capitolo,analizzeremo in modo approfondito l'importanza dell'equilibrio emotivo e benessere fisico. In particolar modo il collegamento tra emozioni e salute fisica:

Il collegamento tra emozioni e salute fisica è un aspetto cruciale del benessere complessivo di una persona. Le emozioni possono influenzare direttamente il corpo attraverso vari meccanismi, e uno stato emotivo sano può contribuire a mantenere una buona salute fisica.

Capitolo 7 : Corpo e Postura

In questo capitolo, parleremo della consapevolezza della postura che è un aspetto importante del benessere fisico e può influire significativamente sulla salute. Una postura corretta non solo contribuisce a prevenire problemi muscolo-scheletrici, ma ha anche un impatto positivo su vari aspetti della salute complessiva.

Capitolo 8 : Salute Mentale e Benessere Fisico

In questo capitolo parleremo dell' Importanza della salute mentale nel mantenimento del corpo sano:

La salute mentale è intrinsecamente collegata al benessere generale, inclusa la salute fisica. Ecco perché la salute mentale gioca un ruolo cruciale nel mantenimento di un corpo sano.

Capitolo 9 : Ripristinare l'Energia Vitale

In questo capitolo tratteremo le tecniche di rigenerazione fisica.
Le tecniche di rigenerazione fisica sono fondamentali per promuovere il recupero e il benessere del corpo. Queste pratiche mirano a rilassare i muscoli, ridurre lo stress e migliorare la circolazione, contribuendo così a mantenere un corpo sano e in forma.

Capitolo 10 : Sostenibilit a Lungo Termine

In questo capitolo parleremo in modo approfondito di come **creare una
routine sostenibile nel tempo richiede pianificazione, flessibilità e l'adozione
di abitudini che possano essere mantenute nel lungo periodo.**

I

Definizione di Benessere Fisico

Questo viaggio verso il benessere fisico è un impegno continuo e personale. Attraverso la comprensione di questi fondamenti e l'implementazione di scelte di vita consapevoli, ci avviamo verso una vita più sana, più felice e più equilibrata.

Il benessere fisico è uno stato di salute ottimale che coinvolge il corretto funzionamento del corpo e la sua capacità di adattarsi alle sfide quotidiane. Questo concetto non riguarda solo l'assenza di malattie, ma anche il raggiungimento e il mantenimento di un livello elevato di salute fisica attraverso scelte di vita consapevoli.

Il benessere fisico è influenzato da diversi fattori, tra cui:

- **Alimentazione Adeguata**: Consumare una dieta equilibrata, ricca di nutrienti essenziali come vitamine, minerali, proteine e fibre.
- **Attività Fisica**: Mantenere un livello adeguato di attività fisica per migliorare la forza, la resistenza e la salute cardiovascolare.
- **Riposo**: Garantire un sonno di qualità e praticare abitudini di riposo efficaci per il recupero fisico e mentale.
- **Gestione dello Stress**: Adottare strategie per gestire lo stress, poiché l'eccessivo stress può avere impatti negativi sulla salute fisica.
- **Evitare Sostanze Dannose**: Ridurre o eliminare l'uso di sostanze dannose come il tabacco e l'eccessivo consumo di alcol.
- **Igiene Personale**: Adottare abitudini igieniche che proteggono da malattie e contribuiscono al benessere generale.

Il benessere fisico è una componente fondamentale del benessere complessivo, che include anche aspetti emotivi, sociali e mentali. Mantenere un buon stato di salute fisica non solo contribuisce alla prevenzione di malattie, ma può anche influenzare positivamente la qualità della vita generale e la capacità di affrontare sfide quotidiane con vigore e vitalità.

Connessione tra mente e corpo

La connessione tra mente e corpo si riferisce all'interazione complessa e bidirezionale tra il sistema nervoso centrale (la mente) e il sistema corporeo. Questa interazione ha un impatto significativo sulla salute generale e sul benessere. Ecco alcuni aspetti chiave della connessione mente-corpo:

Stress e Salute Fisica:

- Lo stress mentale può influenzare negativamente la salute fisica, aumentando il rischio di malattie cardiovascolari, disturbi gastrointestinali, e indebolendo il sistema immunitario.
- Inversamente, lo stress fisico, come una malattia o dolore cronico, può avere un impatto sulla salute mentale, causando ansia o depressione.

Sistema Nervoso Autonomo:

- Il sistema nervoso autonomo controlla funzioni automatiche del corpo, come la frequenza cardiaca, la respirazione e la digestione.
- La mente può influenzare il sistema nervoso autonomo attraverso le emozioni e il pensiero, mentre il corpo può inviare segnali al cervello influenzando lo stato emotivo.

Placebo ed Effetto Nocebo:

- La mente può influenzare la percezione dei sintomi e la risposta al trattamento. L'effetto placebo, dove il miglioramento si verifica a seguito di un trattamento inerte ma creduto efficace, e l'effetto nocebo, dove sintomi peggiorano a seguito di aspettative negative, evidenziano il potere della mente sulla salute fisica.

Mindfulness e Meditazione:

- Pratiche come la mindfulness e la meditazione favoriscono la consapevolezza mentale e possono avere benefici sulla salute fisica, come la riduzione dello stress, la normalizzazione della pressione sanguigna e la gestione del dolore.

Psicosomatica:

- La psicosomatica esplora come fattori psicologici influenzano la salute fisica. Ad esempio, lo stress emotivo può contribuire ai sintomi di alcune condizioni mediche.

Esperienze Traumatiche:

- Eventi traumatici possono avere impatti duraturi sulla salute mentale e fisica. Ad esempio, l'esperienza di un trauma può aumentare il rischio di disturbi mentali e fisici.

La comprensione della connessione mente-corpo è fondamentale per promuovere un approccio olistico alla salute, riconoscendo che il benessere fisico e mentale sono interdipendenti. Interventi che tengono conto di entrambi gli aspetti possono essere più efficaci nel migliorare la qualità della vita complessiva di un individuo.

II
Alimentazione Consapevole

L'alimentazione consapevole è un approccio che si basa sulla consapevolezza e l'attenzione durante il processo di mangiare. Questo approccio mira a promuovere una relazione più sana e bilanciata con il cibo, incoraggiando una maggiore consapevolezza delle scelte alimentari, delle sensazioni di fame e sazietà, nonché del piacere legato all'atto di mangiare. Di seguito sono forniti alcuni principi chiave dell'alimentazione consapevole.

Consapevolezza del Cibo:
- Prestare attenzione ai cibi consumati, ai loro sapori, profumi, colori e consistenze.
- Evitare di mangiare in modo automatico o distratto, come davanti alla TV o al computer.

Ascolto del Corpo:
- Riconoscere segnali di fame e sazietà. Mangiare quando si è davvero affamati e smettere quando si è soddisfatti.
- Essere consapevoli delle sensazioni fisiche legate all'assunzione di cibo, come la texture e la masticazione.

Rispetto per il Cibo:
- Sviluppare una relazione rispettosa con il cibo, evitando atteggiamenti di colpa o vergogna legati all'alimentazione.
- Riconoscere il valore nutrizionale degli alimenti e come questi contribuiscano al benessere generale.

Mindful Eating:
- Praticare il mindful eating significa concentrarsi pienamente sull'atto di mangiare senza giudizio. Ciò implica mangiare lentamente e apprezzare ogni morso.
- Essere consapevoli dei segnali fisici e delle emozioni associate al cibo.

Scelte Alimentari Intenzionali:
- Fare scelte alimentari consapevoli basate sulle preferenze personali, i bisogni nutrizionali e gli obiettivi di salute.
- Essere consapevoli delle origini degli alimenti, favorendo scelte sostenibili e rispettose dell'ambiente.

Gratitudine:
- Coltivare un senso di gratitudine per il cibo, riconoscendo il lavoro necessario per produrlo e portarlo sulle nostre tavole.
- Essere grati per il piacere e la nutrizione che il cibo offre.

Evitare le Distrazioni:
- Mangiare senza distrazioni, come smartphone o televisione, per concentrarsi completamente sul cibo e sulle sensazioni durante il pasto.

L'alimentazione consapevole può contribuire a migliorare la relazione con il cibo, favorire una maggiore soddisfazione durante i pasti e promuovere scelte alimentari più equilibrate. Questo approccio è spesso associato a benefici per la salute mentale e fisica.

- Importanza di una dieta equilibrata:

Una dieta equilibrata è di fondamentale importanza per il mantenimento della salute e il benessere generale. Essa fornisce al corpo i nutrienti essenziali necessari per svolgere funzioni vitali, crescere, rigenerarsi e mantenere un sistema immunitario forte. Di seguito sono elencati alcuni punti chiave sull'importanza di una dieta equilibrata.

Fornisce Nutrienti Essenziali:
- Una dieta equilibrata dovrebbe includere una varietà di nutrienti essenziali come proteine, carboidrati, grassi sani, vitamine e minerali. Questi sono fondamentali per il corretto funzionamento del corpo.

Sostiene la Crescita e lo Sviluppo:
- Nei bambini, adolescenti e donne in gravidanza, una dieta equilibrata fornisce i nutrienti necessari per la crescita, lo sviluppo e il supporto alla formazione di tessuti e ossa.

Mantiene un Peso Salutare:
- Una dieta equilibrata contribuisce a mantenere un peso corporeo sano. Bilanciare l'assunzione calorica con il livello di attività fisica aiuta a prevenire l'obesità e le malattie ad essa correlate.

Promuove la Salute Cardiovascolare:
- Ridurre l'assunzione di grassi saturi e colesterolo, insieme a un aumento dell'assunzione di grassi polinsaturi e monoinsaturi, può aiutare a mantenere livelli salutari di colesterolo e a prevenire malattie cardiache.

Regola i Livelli di Zucchero nel Sangue:

- Consumare carboidrati complessi, come quelli presenti in cereali integrali e verdure, aiuta a mantenere stabili i livelli di zucchero nel sangue, prevenendo picchi e cali improvvisi.

Supporta il Sistema Immunitario:
- I nutrienti come vitamine e minerali svolgono un ruolo chiave nel sostenere il sistema immunitario. Una dieta equilibrata contribuisce a mantenere il corpo in grado di difendersi dalle infezioni.

Migliora la Funzione Cerebrale:
- Alcuni nutrienti, come gli acidi grassi omega-3, sono associati a una migliore funzione cerebrale e a una riduzione del rischio di disturbi cognitivi.

Previene le Malattie Croniche:
- Una dieta equilibrata è collegata a un ridotto rischio di sviluppare malattie croniche come il diabete di tipo 2, le malattie cardiovascolari e alcuni tipi di cancro.

Promuove la Salute Digestiva:
- Un adeguato apporto di fibre, provenienti da frutta, verdura e cereali integrali, supporta la salute digestiva e previene problemi come la stitichezza.

Migliora l'Equilibrio Emotivo:
- Alcuni nutrienti, come quelli presenti in alimenti ricchi di triptofano, possono influenzare il bilanciamento dei neurotrasmettitori nel cervello, contribuendo al benessere emotivo.

Una dieta equilibrata, associata a uno stile di vita sano, è un pilastro fondamentale per mantenere la salute e prevenire molte malattie. È importante adottare un approccio sostenibile e personalizzato alle esigenze individuali e al contesto culturale.

Suggerimenti per una corretta alimentazione

Adottare una corretta alimentazione è essenziale per mantenere la salute e il benessere. Di seguito sono riportati alcuni suggerimenti per una dieta equilibrata.

Varietà di Alimenti:
- Consuma una varietà di alimenti provenienti da tutte le categorie alimentari, inclusi frutta, verdura, cereali integrali, proteine magre e latticini a basso contenuto di grassi.

Controlla le Dimensioni delle Porzioni:
- Presta attenzione alle dimensioni delle porzioni per evitare eccessi calorici. Utilizza piatti più piccoli e ascolta il tuo corpo per capire quando sei sazio.

Fai Colazione:
- La colazione fornisce energia per iniziare la giornata. Scegli alimenti nutrienti come cereali integrali, frutta e proteine.

Limita gli Zuccheri Aggiunti e i Grassi Saturi:
- Riduci il consumo di zuccheri aggiunti presenti in bibite, dolci e cibi confezionati. Limita anche l'assunzione di grassi saturi, preferendo fonti di grassi sani come avocado e oli vegetali.

Aumenta l'Assunzione di Frutta e Verdura:
- Consuma almeno cinque porzioni di frutta e verdura al giorno. Sono ricchi di vitamine, minerali e fibre.

Includi Proteine Magre:
- Opta per fonti di proteine magre come carne magra, pesce, uova, legumi e latticini a basso contenuto di grassi.

Scegli Cereali Integrali:
- Sostituisci i cereali raffinati con quelli integrali per aumentare l'apporto di fibre e nutrienti.

Bevi Abbastanza Acqua:
- Mantieni un adeguato livello di idratazione bevendo acqua durante il giorno. Limita il consumo di bevande zuccherate e alcoliche.

Limita il Consumo di Sale:
- Riduci l'uso di sale durante la preparazione dei cibi e preferisci spezie e erbe aromatiche per insaporire.

Cucina in Modo Salutare:

- Opta per metodi di cottura più sani come la cottura al vapore, la grigliatura o la cottura al forno anziché friggere.

Pianifica i Pasti:
- Pianifica i pasti in anticipo per evitare scelte alimentari poco salutari quando hai fame. Prepara spuntini nutrienti da consumare durante la giornata.

Leggi le Etichette Nutrizionali:
- Familiarizzati con le etichette alimentari per comprendere il contenuto nutrizionale degli alimenti e fare scelte informate.

Ascolta il Tuo Corpo:
- Ascolta i segnali di fame e sazietà del tuo corpo. Evita di mangiare in modo impulsivo o quando sei stressato.

Limita l'Assunzione di Cibi Processati:
- Riduci il consumo di cibi confezionati e processati, che spesso contengono elevate quantità di sale, zuccheri e grassi saturi.

Consulta un Professionista della Nutrizione:
- Se hai esigenze dietetiche specifiche o dubbi sulla tua alimentazione, consulta un dietista o un nutrizionista per un programma personalizzato.

Ricorda che la chiave per una corretta alimentazione è l'equilibrio e la moderazione. Adatta le tue scelte alimentari alle tue esigenze individuali, stile di vita e obiettivi di salute.

III
Attivit Fisica Adatta a Te

Scelta di un'attivit fisica piacevole

La scelta di un'attività fisica piacevole è fondamentale per mantenere la costanza e ottenere i benefici per la salute. Ecco alcuni suggerimenti per selezionare un'attività fisica che possa essere apprezzata.

Identifica i Tuoi Interessi:
- Scegli un'attività che rispecchi i tuoi interessi. Se ami la natura, potresti optare per il trekking o il ciclismo. Se preferisci la musica, potresti provare una lezione di danza.

Considera le Tue Abilità e Condizioni Fisiche:
- Valuta il tuo livello di fitness attuale e le tue abilità. Se sei alle prime armi, inizia con attività più leggere e gradualmente aumenta l'intensità.

Prova Diverse Attività:
- Sperimenta diverse attività fisiche per capire cosa ti piace di più. Potresti provare lo yoga, la corsa, il nuoto, la palestra o qualsiasi altra attività che susciti il tuo interesse.

Coinvolgi gli Amici:
- Fare esercizio con gli amici può rendere l'attività più divertente e sociale. Puoi partecipare a lezioni di gruppo o a eventi sportivi insieme.

Considera la Varietà:
- Alterna diverse attività per evitare la noia. Ad esempio, potresti fare una passeggiata un giorno, una lezione di fitness il giorno successivo e andare in bicicletta nel weekend.

Scegli Attività All'Aperto:
- Se possibile, opta per attività all'aperto. Questo ti consentirà di goderti la natura e ottenere benefici aggiuntivi dalla luce solare e dall'aria fresca.

Pianifica l'Attività come un Appuntamento:
- Tratta l'attività fisica come un appuntamento fisso nel tuo calendario. In questo modo, diventa parte della tua routine quotidiana e è più probabile che la segui.

Sperimenta Attività di Squadra:
- Sport di squadra come il calcio, il basket o il volley possono essere divertenti e offrono l'opportunità di socializzare.

Incorpora la Musica:
- Ascoltare musica durante l'allenamento può aumentare il divertimento e la motivazione. Prepara una playlist dinamica con i tuoi brani preferiti.

Cerca Classi o Corsi Locali:
- Molte comunità offrono lezioni di fitness o corsi specifici come yoga, pilates, danza o arti marziali. Partecipare a classi può rendere l'esperienza più strutturata e coinvolgente.

Ascolta il Tuo Corpo:
- Scegli un'attività che rispetti il tuo livello di fitness e le esigenze del tuo corpo. L'obiettivo è godersi l'attività, non sottoporsi a uno sforzo eccessivo.

Investi in Attrezzature Adeguata:
- Se scegli un'attività specifica come il ciclismo o la corsa, investi in attrezzature di qualità per garantire comfort e sicurezza.

Ricorda che l'importante è trovare qualcosa che ti diverta e che possa essere facilmente integrato nella tua vita quotidiana. L'attività fisica dovrebbe essere un piacere, non un peso aggiuntivo.

Come integrare l'esercizio nella routine quotidiana

Integrare l'esercizio nella routine quotidiana può richiedere un po' di pianificazione e creatività. Ecco alcune idee su come puoi incorporare l'attività fisica nella tua giornata.

Passeggiate Breve:
- Sfrutta ogni opportunità per fare brevi passeggiate. Parcheggia l'auto più lontano possibile, scendi dal bus una fermata prima o fai una passeggiata veloce durante la pausa pranzo.

Scalinate:
- Se lavori o vivi in un edificio con scale, evita l'ascensore e usa le scale. È un modo efficace per tonificare le gambe e aumentare il battito cardiaco.

Esercizi di Stretching:
- Dedica alcuni minuti ogni mattina o sera per esercizi di stretching. Puoi farli direttamente a casa per migliorare la flessibilità e ridurre la tensione muscolare.

Mini-Allenamenti:
- Suddividi l'allenamento in sessioni più brevi durante il giorno. Ad esempio, fai 10 minuti di esercizi cardio al mattino e altri 10 minuti di tonificazione muscolare alla sera.

Sali e Scendi:
- Se lavori in un ufficio, cerca opportunità per alzarti dalla sedia e fare qualche passo ogni ora. Puoi anche eseguire esercizi di stretching vicino alla scrivania.

Esercizi Durante la TV:
- Sfrutta il tempo davanti alla TV per eseguire esercizi leggeri. Puoi fare stretching, addominali o persino usare una cyclette o un tapis roulant durante la visione.

Attività di Gruppo:
- Unisciti a un gruppo di attività fisica. Può essere una lezione di fitness, una squadra sportiva o un gruppo di corsa. L'aspetto sociale può rendere l'esercizio più divertente e motivante.

Bicicletta o Camminata per il Lavoro:
- Se possibile, utilizza la bicicletta o cammina per raggiungere il lavoro. È un modo eccellente per integrare l'esercizio nella tua routine giornaliera.

Gioca con i Bambini o Animali Domestici:
- Se hai bambini o animali domestici, trascorri del tempo giocando con loro all'aperto. È un modo divertente per muoverti e goderti il tempo con i tuoi cari.

Sostituisci l'Auto con una Camminata:
- Quando possibile, scegli di camminare invece di guidare. Questo non solo aggiunge attività fisica alla tua giornata, ma è anche ecologico.

Escursioni nei Weekend:
- Approfitta dei weekend per fare escursioni o attività all'aperto. È un modo piacevole per rilassarsi e restare attivi.

Yoga o Esercizi di Respirazione:

- Dedica alcuni minuti ogni giorno a praticare yoga o esercizi di respirazione. Non solo migliorano la tua salute fisica, ma anche quella mentale.

Ricorda che ogni piccola attività conta e può contribuire al tuo benessere generale. Scegli opzioni che ti piacciono per rendere l'esercizio parte integrante della tua vita quotidiana in modo da poterlo svolgere in modo assiduo ed efficiente in ogni momento della tua giornata.

IV
Gestione dello Stress e Relax

Tecniche di gestione dello stress

La gestione dello stress è fondamentale per mantenere un equilibrio mentale ed emotivo. Esistono diverse tecniche che puoi adottare per gestire lo stress in modo efficace. Ecco alcune strategie che potrebbero aiutarti.

Respirazione Profonda:
- La respirazione profonda è una tecnica semplice ma potente. Inspirare lentamente dal naso, trattenere il respiro per qualche secondo e poi espirare lentamente dalla bocca può aiutare a calmare il sistema nervoso.

Meditazione:
- La meditazione è un metodo collaudato per ridurre lo stress. Dedica qualche minuto ogni giorno alla meditazione guidata o alla meditazione mindfulness. Questo può contribuire a ridurre l'ansia e a migliorare la concentrazione.

Esercizio Fisico Regolare:
- L'attività fisica rilascia endorfine, sostanze chimiche del cervello che agiscono come analgesici naturali e migliorano l'umore. Trova un tipo di esercizio che ti piace e fai in modo che diventi parte della tua routine.

Attività Ricreative:
- Dedica del tempo alle attività che ti appassionano. Leggere, ascoltare musica, dipingere o fare qualsiasi cosa ti diverta può fungere da distrazione positiva dallo stress.

Yoga:
- Lo yoga combina movimenti fisici con tecniche di respirazione e meditazione. Le pose yoga possono aiutare a rilassare il corpo e la mente, migliorando la tua risposta allo stress.

Riduzione della Caffeina e dello Zucchero:
- Limita il consumo di caffeina e zucchero. Questi stimolanti possono aumentare l'ansia e influire negativamente sui livelli di energia.

Tempo nella Natura:
- Trascorrere del tempo nella natura, anche solo facendo una breve passeggiata in un parco, può avere benefici significativi sulla gestione dello stress.

Tempo di Qualità:
- Dedica del tempo di qualità con persone che ti sostengono e ti fanno sentire bene. La connessione sociale è fondamentale per affrontare lo stress.

Organizzazione e Pianificazione:
- Organizza il tuo tempo e pianifica le attività. Avere un piano può ridurre la sensazione di caos e fornire una struttura rassicurante.

Impara a Dire No:
- Non abbiate paura di dire no a richieste eccessive. Imparare a stabilire limiti è cruciale per mantenere il proprio benessere.

Terapia:
- La consulenza con uno psicologo o uno psicoterapeuta può essere estremamente utile per affrontare lo stress e imparare nuove strategie di gestione.

Mindfulness:
- Essere consapevoli del momento presente attraverso la mindfulness può aiutarti a ridurre l'ansia e a gestire lo stress quotidiano.

Sperimenta diverse tecniche e scopri quali funzionano meglio per te. La chiave è incorporare queste pratiche nella tua vita quotidiana in modo coerente.

Importanza del riposo e del relax

Il riposo e il relax sono componenti essenziali per il benessere complessivo di una persona. Un adeguato riposo e momenti di relax possono influenzare positivamente la salute mentale, fisica ed emotiva. Ecco perché sono così importanti.

Rigenerazione Fisica:

- Il sonno è cruciale per la rigenerazione fisica. Durante il sonno, il corpo ripara i tessuti, rafforza il sistema immunitario, e rilascia ormoni importanti per la crescita e la gestione dello stress.

Recupero Mentale:

- Il riposo mentale è altrettanto importante quanto il riposo fisico. Momenti di relax permettono al cervello di disconnettersi dalle sfide quotidiane, favorendo la chiarezza mentale, la creatività e la capacità di risolvere problemi.

Gestione dello Stress:

- Una corretta gestione dello stress richiede momenti dedicati al relax. Attività come la lettura, la meditazione o semplicemente starsene in silenzio possono ridurre i livelli di cortisolo (l'ormone dello stress) e favorire una maggiore stabilità emotiva.

Salute Cardiovascolare:

- Il riposo adeguato è associato a una migliore salute cardiovascolare. La mancanza di sonno può contribuire a problemi come l'ipertensione e aumentare il rischio di malattie cardiache.

Recupero Muscolare:

- Per chi pratica attività fisica, il riposo è cruciale per il recupero muscolare. Durante il sonno, i muscoli si riparano e si rafforzano in risposta all'esercizio.

Equilibrio Ormonale:

- Il sonno regolare contribuisce a mantenere un equilibrio ormonale sano. L'orologio biologico interno, noto come ritmo circadiano, regola la produzione di ormoni come il melatonina (che regola il sonno) e il cortisolo.

Aumento dell'Energia:

- Un riposo sufficiente si traduce in un aumento dell'energia e della vitalità. Chi riposa bene è più propenso ad affrontare le sfide quotidiane con una mentalità positiva e una maggiore resistenza fisica.

Miglioramento della Concentrazione:
- Un sonno adeguato e momenti di relax possono migliorare la concentrazione e le capacità cognitive. Una mente riposata è più attenta e in grado di affrontare le attività quotidiane con maggiore chiarezza.

Miglioramento dell'Umore:
- Il riposo e il relax influenzano positivamente l'umore. La mancanza di sonno è associata a un maggiore rischio di depressione e ansia, mentre il riposo adeguato favorisce una prospettiva emotiva più equilibrata.

Promozione di Stili di Vita Salutari:
- Il riposo regolare e i momenti di relax sono spesso associati a uno stile di vita più sano, che include scelte alimentari consapevoli, attività fisica regolare e gestione dello stress.

Per mantenere un ottimo stato di salute, è fondamentale trovare un equilibrio tra attività impegnative, momenti di relax e un sonno di qualità. Incorporare pratiche di relax nella routine quotidiana e garantire un sonno sufficiente sono investimenti preziosi per la salute a lungo termine.

V
Sonno Riparatore

Il ruolo del sonno nel benessere fisico

Il sonno svolge un ruolo cruciale nel benessere fisico e mentale di una persona. Ecco alcuni dei principali contributi del sonno al mantenimento del benessere fisico.

Recupero Fisico:

- Durante il sonno, il corpo attraversa varie fasi di riposo e attività. La fase del sonno profondo è particolarmente importante per il recupero fisico. In questo periodo, il corpo rilascia ormoni della crescita, contribuendo alla riparazione dei tessuti, alla crescita muscolare e al rafforzamento del sistema immunitario.

Riequilibrio Ormonale:
- Il sonno regolare aiuta a mantenere un equilibrio ormonale sano. Durante il sonno, vengono rilasciati ormoni come il testosterone, fondamentale per la salute muscolare e la funzione sessuale, e l'ormone della crescita, che svolge un ruolo chiave nella crescita e nella riparazione cellulare.

Gestione del Peso:
- La mancanza di sonno può influire negativamente sulla gestione del peso. La carenza di sonno è associata a cambiamenti nella produzione di ormoni legati all'appetito, come la leptina e la grelina, che possono portare a una maggiore fame e a una minore sensazione di sazietà.

Controllo della Pressione Sanguigna:
- Il sonno di qualità è correlato al controllo della pressione sanguigna. Durante il sonno, la pressione sanguigna tende a diminuire, consentendo al sistema cardiovascolare di riposare e recuperare.

Salute Cardiovascolare:
- Il sonno regolare è associato a una migliore salute cardiovascolare. La mancanza di sonno può contribuire a problemi come l'ipertensione, l'infiammazione e aumentare il rischio di malattie cardiache.

Gestione dello Stress:
- Il sonno è fondamentale per la gestione dello stress. Un sonno insufficiente può aumentare i livelli di cortisolo (l'ormone dello stress) e rendere più difficile affrontare situazioni stressanti.

Funzione Cognitiva:
- Il sonno è essenziale per la funzione cognitiva. Una buona notte di sonno migliora la concentrazione, la memoria, la capacità decisionale e altre funzioni cognitive cruciali.

Equilibrio Emotivo:

- Il sonno impatta sull'equilibrio emotivo. La mancanza di sonno può contribuire a irritabilità, ansia e depressione, mentre il sonno di qualità favorisce uno stato emotivo più stabile.

Immunità:
- Il sonno svolge un ruolo critico nel supportare il sistema immunitario. Durante il sonno, il corpo produce citochine, proteine che contribuiscono alla risposta immunitaria contro infezioni e infiammazioni.

Gestione del Dolore:
- Il sonno è coinvolto nella percezione del dolore. La mancanza di sonno può aumentare la sensibilità al dolore, mentre un riposo adeguato può contribuire alla gestione delle sensazioni dolorose.

Per mantenere un buon stato di salute fisica, è fondamentale garantire un sonno regolare e di qualità. Questo significa dedicare tempo sufficiente al sonno, mantenere una routine di sonno coerente e creare un ambiente favorevole al riposo. La qualità del sonno è altrettanto importante quanto la quantità, e la creazione di abitudini sane del sonno è essenziale per promuovere il benessere fisico a lungo termine.

Consigli per migliorare la qualit del sonno

Migliorare la qualità del sonno è fondamentale per promuovere il benessere fisico e mentale. Ecco alcuni consigli pratici per favorire un sonno più riposante.

Mantieni una Routine di Sonno Costante:
- Cerca di andare a letto e svegliarti alla stessa ora ogni giorno, anche nei weekend. Una routine di sonno costante aiuta a regolare il ritmo circadiano del tuo corpo.

Crea un Ambiente di Sonno Confortevole:
- Assicurati che la tua camera da letto sia oscura, silenziosa e fresca. Utilizza tende oscuranti, tappi per le orecchie o una macchina per il rumore, se necessario.

Limita l'Esposizione alla Luce Blu Prima di Coricarti:

- Riduci l'uso di dispositivi elettronici come smartphone, tablet e computer almeno un'ora prima di andare a letto. La luce blu emessa da questi dispositivi può interferire con la produzione di melatonina, l'ormone del sonno.

Evita Cibi e Bevande Stimolanti:
- Riduci il consumo di caffeina e evita di consumare cibi ricchi di caffeina o stimolanti nelle ore precedenti il sonno. Limita anche il consumo di alcol, poiché può disturbare il sonno.

Fai Attività Fisica Regolare:
- L'esercizio fisico regolare può migliorare la qualità del sonno. Tuttavia, evita di fare attività intensa troppo vicino all'ora di andare a letto.

Stabilisci una Routine Relax Prima di Coricarti:
- Dedica del tempo alla distensione prima di andare a letto. Puoi leggere un libro, fare una doccia calda o praticare tecniche di rilassamento come la meditazione.

Limita le Sieste durante il Giorno:
- Se hai bisogno di fare una pennichella durante il giorno, cerca di limitarla a 20-30 minuti. Troppo sonno diurno può interferire con il sonno notturno.

Gestisci lo Stress:
- Pratica tecniche di gestione dello stress, come la meditazione o lo yoga. Ridurre lo stress può contribuire a migliorare la qualità del sonno.

Attenzione all'Idratazione:
- Evita di bere grandi quantità di liquidi poco prima di andare a letto per evitare risvegli notturni dovuti alla necessità di urinare.

Consulta uno Specialista del Sonno:
- Se hai persistenti problemi di sonno, potrebbe essere utile consultare uno specialista del sonno. Condizioni come l'apnea notturna o l'insonnia possono richiedere una valutazione professionale.

Adottare abitudini di sonno sane può fare una grande differenza nella qualità del tuo riposo notturno e nel tuo benessere generale. Personalizza questi consigli in base alle tue esigenze individuali e scopri cosa funziona meglio per te.

VI
Equilibrio Emotivo e Benessere

Collegamento tra emozioni e salute fisica

Il collegamento tra emozioni e salute fisica è un aspetto cruciale del benessere complessivo di una persona. Le emozioni possono influenzare direttamente il corpo attraverso vari meccanismi, e uno stato emotivo sano può contribuire a mantenere una buona salute fisica. Ecco alcune connessioni importanti tra emozioni e salute fisica.

Stress e Sistema Immunitario:
- Lo stress emotivo può avere un impatto negativo sul sistema immunitario, rendendo il corpo più suscettibile a malattie e infezioni. La gestione dello stress è fondamentale per mantenere un sistema immunitario sano.

Infiammazione Cronica:
- Emozioni negative prolungate, come ansia e rabbia cronica, possono contribuire all'infiammazione nel corpo. L'infiammazione cronica è associata a numerose condizioni di salute, tra cui malattie cardiache e disturbi autoimmuni.

Pressione Sanguigna e Cardiovascolare:
- Emozioni intense come la rabbia o lo stress possono temporaneamente aumentare la pressione sanguigna. Una persistente pressione sanguigna elevata è un fattore di rischio per le malattie cardiovascolari.

Qualità del Sonno:
- Le emozioni possono influenzare la qualità del sonno. Lo stress e l'ansia possono causare insonnia o disturbare il sonno profondo, mentre emozioni positive possono favorire un riposo migliore.

Digestione e Assorbimento Nutrizionale:
- Emozioni intense possono influire sulla digestione, portando a problemi come bruciori di stomaco o disturbi gastrointestinali. La salute emotiva è correlata a una migliore assorbimento dei nutrienti.

Comportamenti Salutari:
- Le emozioni possono influenzare i comportamenti legati alla salute, come la scelta del cibo, l'attività fisica e l'uso di sostanze. Le persone potrebbero cercare conforto emotivo attraverso comportamenti poco salutari.

Malattie Psicosomatiche:
- Alcune condizioni mediche sono fortemente influenzate da fattori emotivi. Le malattie psicosomatiche sono disturbi fisici che hanno una base psicologica, come l'ulcera peptica o alcune forme di dermatite.

Autostima e Salute Mentale:
- Un buon benessere emotivo è fondamentale per una sana autostima e una buona salute mentale. La positività emotiva può contribuire a una migliore gestione dello stress e promuovere abitudini di vita più salutari.

Risposta al Dolore:
- Le emozioni possono influenzare la percezione del dolore. Lo stress e la tristezza possono intensificare la sensazione di dolore, mentre emozioni positive possono avere un effetto analgesico.

Mantenere un equilibrio emotivo sano attraverso la gestione dello stress, l'espressione emotiva e il supporto sociale è essenziale per promuovere la salute fisica a lungo termine. La pratica di tecniche di gestione dello stress, la consapevolezza emotiva e il mantenimento di relazioni sociali positive sono passi importanti verso un benessere olistico.

Strategie per mantenere un equilibrio emotivo

Mantenere un equilibrio emotivo è fondamentale per il benessere complessivo. Ecco alcune strategie che potrebbero aiutarti:
- **Consapevolezza Emotiva**: Riconosci e accetta le tue emozioni. Comprendere cosa stai provando è il primo passo per affrontare le sfide emotive.

- **Mindfulness**: Pratica la mindfulness attraverso la meditazione o altre attività consapevoli. Concentrati sul momento presente senza giudicare le tue emozioni.
- **Espressione Emotiva**: Trova modi sani per esprimere le tue emozioni. Può essere attraverso l'arte, la scrittura, la conversazione con gli amici o l'esercizio fisico.
- **Gestione dello Stress**: Impara tecniche di gestione dello stress come la respirazione profonda, lo yoga o l'esercizio fisico regolare.
- **Relazioni Sociali**: Coltiva relazioni positive. Conversare con gli amici o la famiglia può offrire supporto emotivo e prospettive diverse.
- **Tempo per Te Stesso**: Dedica del tempo per te stesso per fare attività che ti piacciono. L'auto-cura è fondamentale per mantenere l'equilibrio emotivo.
- **Attività Ricreative**: Coinvolgiti in attività ricreative e svago. Ciò può includere leggere, ascoltare musica, guardare film o praticare hobby che ami.
- **Stabilisci Obiettivi**: Imposta obiettivi realistici per te stesso. Il senso di realizzazione può contribuire positivamente al tuo stato emotivo.
- **Pratica il Perdono**: Lascia andare rancori e risentimenti. Il perdono può portare a un peso emotivo più leggero.
- **Cerca Aiuto Professionale**: Se necessario, non esitare a cercare il supporto di uno psicologo o di un counselor. Parlare con un professionista può fornire prospettive e strategie aggiuntive.

Ricorda che l'equilibrio emotivo è un processo continuo e individuale. Sperimenta diverse strategie per capire quali funzionano meglio per te.

VII
Corpo e Postura

Consapevolezza della postura e impatto sulla salute

La consapevolezza della postura è un aspetto importante del benessere fisico e può influire significativamente sulla salute. Una postura corretta non solo contribuisce a prevenire problemi muscolo-scheletrici, ma ha anche un impatto positivo su vari aspetti della salute complessiva. Ecco alcune considerazioni sull'importanza della postura e il suo impatto sulla salute.

- **Sostegno Strutturale**: Una buona postura contribuisce al corretto allineamento della colonna vertebrale, fornendo sostegno strutturale a muscoli, ossa e legamenti. Ciò riduce la possibilità di sviluppare dolori e tensioni croniche.
- **Respirazione Migliorata**: Una postura corretta facilita la respirazione. Il torace aperto e la colonna vertebrale allineata consentono ai polmoni di espandersi completamente, migliorando l'ossigenazione del corpo.
- **Miglioramento dell'Aspetto Fisico**: Una buona postura contribuisce a un aspetto fisico più attraente e fiducioso. Mantenere una postura eretta può influenzare positivamente la percezione di sé e degli altri.
- **Prevenzione di Problemi Muscolo-Scheletrici**: Una postura scorretta può portare a problemi muscolo-scheletrici, come mal di schiena, collo e spalle. Mantenere una postura corretta aiuta a prevenire tali inconvenienti.
- **Impatto sul Benessere Mentale**: La postura può influire sul benessere mentale. Studi hanno suggerito che una postura eretta può aumentare la fiducia e ridurre i livelli di stress.
- **Efficienza del Movimento**: Una postura corretta migliora l'efficienza del movimento. Muscoli e articolazioni funzionano in modo ottimale quando il corpo è ben allineato, riducendo la fatica e il rischio di lesioni.
- **Miglioramento della Digestione**: Una postura eretta può favorire una buona digestione. Il corretto allineamento del tronco contribuisce al corretto funzionamento degli organi interni.
- **Prevenzione dell'Invecchiamento Prematuro**: Mantenere una postura corretta può contribuire a prevenire l'incurvamento della colonna vertebrale e altri segni di invecchiamento prematuro.

Per migliorare la consapevolezza della postura:
- **Esercizi di Stretching e Rafforzamento**: Svolgere regolarmente esercizi per rafforzare i muscoli del core e fare stretching per mantenere la flessibilità.
- **Sedute Ergonomiche**: Assicurarsi che l'ambiente di lavoro e le sedute siano ergonomici, con sedie e scrivanie adeguate.
- **Consapevolezza Corporea**: Essere consapevoli della propria postura durante le attività quotidiane e correggerla quando necessario.
- **Visite Periodiche da Parte di Professionisti**: Consultare professionisti come fisioterapisti o chiropratici per valutazioni periodiche della postura e per ricevere consigli specifici.

Mantenere una buona postura dovrebbe essere parte integrante della tua routine di cura personale per promuovere la salute e il benessere generale.

Esercizi per migliorare la postura corporea

Migliorare la postura corporea è importante per prevenire problemi muscoloscheletrici e mantenere il benessere generale. Ecco alcuni esercizi che potrebbero aiutarti a raggiungere questo obiettivo.

Esercizi di stretching per la parte superiore della schiena:
- **Sollevamento delle braccia**: Stendi le braccia sopra la testa e allunga tutto il corpo.
- **Stretching dorsale**: Seduto o in piedi, intreccia le mani dietro la schiena e allunga le braccia.

Esercizi per rinforzare i muscoli posturali:
- **Plank**: Mantieni la posizione di plank per rafforzare la zona addominale e dorsale.
- **Addominali isometrici**: Sdraiato sulla schiena, solleva le gambe in aria mantenendo la parte bassa della schiena a terra.
- **Esercizi di stabilizzazione del core**: Svolgi esercizi come il bird-dog per rafforzare la zona centrale del corpo.

Esercizi per il collo:
- **Rotazioni del collo**: Ruota delicatamente il collo da un lato all'altro e avanti e indietro.
- **Stretching del collo**: Inclina delicatamente la testa da un lato, tenendo la spalla ferma.

Esercizi per la parte bassa della schiena:
- **Stretching lombare**: Siediti a gambe incrociate e inclinati in avanti, portando il petto verso le ginocchia.
- **Alzate delle gambe**: Sdraiato sulla schiena, solleva le gambe piegate verso il petto.

Esercizi di consapevolezza posturale:
- **Seduta consapevole**: Presta attenzione alla tua postura mentre sei seduto, mantenendo la schiena dritta e i piedi a terra.
- **Standing stretch breaks**: Alzati e stira il corpo ogni tanto se passi molto tempo in piedi o seduto.
- **Yoga e Pilates**:Partecipare a lezioni di yoga o pilates può migliorare la forza, la flessibilità e la consapevolezza del corpo.

Utilizzo di supporti ergonomici:
- Utilizza una sedia ergonomicamente progettata e assicurati che la tua postazione di lavoro sia adatta.

Esercizi di rilassamento:
- Praticare la respirazione profonda e il rilassamento muscolare
  può aiutare a ridurre la tensione e migliorare la postura.

Prima di iniziare qualsiasi nuovo programma di esercizi, è consigliabile
consultare un professionista della salute, specialmente se hai condizioni
mediche preesistenti. Inoltre, ascolta sempre il tuo corpo e smetti di
esercitarti se avverti dolore o disagio.

VIII
Salute Mentale e Benessere Fisico

L'importanza della salute mentale nel mantenimento del corpo sano

La salute mentale è intrinsecamente collegata al benessere generale, inclusa
la salute fisica. Ecco perché la salute mentale gioca un ruolo cruciale nel
mantenimento di un corpo sano.

Stress e Sistema Immunitario:
- Lo stress cronico può influire negativamente sul sistema
  immunitario, rendendo il corpo più suscettibile a malattie. La
  gestione dello stress attraverso la cura della salute mentale può
  contribuire a mantenere un sistema immunitario forte.

Comportamenti Salutari:
- La salute mentale influenza i comportamenti quotidiani. Persone
  con una buona salute mentale sono più propense a adottare
  abitudini alimentari sane, a fare esercizio fisico regolare e a
  prendersi cura del proprio corpo in generale.

Sonno Adeguato:
- La salute mentale può influire sulla qualità del sonno. Un sonno
  adeguato è essenziale per il riposo e il recupero del corpo.
  Problemi di salute mentale, come l'ansia e la depressione,
  possono influenzare il sonno, il che a sua volta può avere impatti
  sulla salute fisica.

Gestione del Peso:

- La relazione tra la salute mentale e il peso corporeo è complessa. L'ansia, la depressione o il disturbo alimentare possono influenzare i modelli alimentari e l'attività fisica, incidendo sulla gestione del peso.

Riduzione del Rischio di Malattie Cardiovascolari:
- La salute mentale può contribuire a ridurre il rischio di malattie cardiovascolari. Lo stress cronico può aumentare la pressione sanguigna e influenzare negativamente il cuore.

Motivazione per il Benessere Generale:
- Una buona salute mentale può fornire la motivazione necessaria per adottare uno stile di vita sano. La motivazione e la determinazione sono spesso legate al benessere mentale.

Risposta a Malattie e Recupero:
- Affrontare le malattie fisiche richiede spesso una forza mentale considerevole. La resilienza mentale può facilitare il recupero e migliorare la qualità della vita durante il processo di guarigione.

Miglioramento della Qualità della Vita:
- La salute mentale positiva contribuisce al miglioramento complessivo della qualità della vita. Un atteggiamento mentale positivo può influire sulla percezione della salute e sul modo in cui ci si prende cura del proprio corpo.

In sintesi, la salute mentale non è separata dalla salute fisica. Entrambe sono interconnesse e contribuiscono a un benessere generale. Promuovere la salute mentale è fondamentale per mantenere un corpo sano e prevenire una serie di problemi di salute fisica e mentale.

Approcci per promuovere la salute mentale

Promuovere la salute mentale coinvolge una serie di approcci che vanno dalla gestione dello stress al sostegno sociale. Ecco alcuni suggerimenti per promuovere la salute mentale.

Attività Fisica Regolare:
- L'esercizio fisico rilascia endorfine, sostanze chimiche del cervello che agiscono come analgesici naturali e migliorano l'umore. L'attività fisica regolare è collegata a una migliore salute mentale.

Alimentazione Equilibrata:

- Una dieta equilibrata e ricca di nutrienti può influire positivamente sulla salute mentale. Alcuni nutrienti, come omega-3 e vitamine del gruppo B, sono particolarmente importanti per la funzione cerebrale.

Gestione dello Stress:
- Imparare tecniche di gestione dello stress, come la meditazione, la respirazione profonda e lo yoga, può contribuire a ridurre il livello di stress quotidiano.

Sonno di Qualità:
- Assicurati di avere un sonno di qualità. La mancanza di sonno può influire negativamente sulla salute mentale e aumentare il rischio di disturbi come ansia e depressione.

Relazioni Sociali:
- Coltiva relazioni sociali positive. Il sostegno sociale è cruciale per il benessere mentale. Passa del tempo con amici e familiari, condividi pensieri e sentimenti.

Stimolazione Mentale:
- Mantieni la tua mente attiva. Leggi, impara nuove cose, pratica giochi di mente. La stimolazione mentale è importante per mantenere la salute cognitiva.

Equilibrio Vita-Lavoro:
- Cerca un equilibrio tra lavoro e vita personale. Assicurati di dedicare del tempo a te stesso e alle attività che ti piacciono.

Pratica della Gratitudine:
- Ogni giorno, rifletti su cose positive nella tua vita. La pratica della gratitudine può contribuire a migliorare l'umore e la prospettiva.

Limita l'Uso dei Social Media:
- L'uso eccessivo dei social media può influire negativamente sulla salute mentale. Limita il tempo trascorso online e concentrati sulle relazioni reali.

Cerca Aiuto Professionale:
- Non esitare a cercare aiuto professionale se ne hai bisogno. Uno psicologo o uno psichiatra può fornire supporto e trattamento efficace per una serie di problemi di salute mentale.

Partecipa a Attività Ricreative:
- Trova attività ricreative che ti appassionano. Il coinvolgimento in attività che ti portano gioia e soddisfazione può migliorare il tuo stato d'animo complessivo.

Flessibilità Mentale:
- Sviluppa la flessibilità mentale e l'adattabilità. Impara a gestire le sfide in modo positivo e a vedere le opportunità di crescita.

Ogni individuo è unico, quindi è importante trovare approcci che funzionino personalmente per te. Sperimenta con diversi metodi e osserva quali hanno un impatto positivo sulla tua salute mentale.

IX
Ripristinare l'Energia Vitale

Le tecniche di rigenerazione fisica

Le tecniche di rigenerazione fisica sono fondamentali per promuovere il recupero e il benessere del corpo. Queste pratiche mirano a rilassare i muscoli, ridurre lo stress e migliorare la circolazione, contribuendo così a mantenere un corpo sano e in forma. Ecco alcune tecniche di rigenerazione fisica che potresti considerare:

Massaggio Terapeutico:
- I massaggi possono migliorare la circolazione sanguigna, ridurre la tensione muscolare e promuovere il rilassamento. Sono particolarmente utili per chi pratica attività fisica intensa.

Stretching e Yoga:
- Attività come lo stretching e lo yoga aiutano a migliorare la flessibilità, riducono la rigidità muscolare e promuovono il rilassamento. Possono essere particolarmente benefici dopo un allenamento o in situazioni di stress.

Idroterapia:
- L'uso di acqua per il trattamento fisico, come bagni caldi o idromassaggi, può alleviare la tensione muscolare, migliorare la circolazione e promuovere il rilassamento generale.

Crioterapia:

- L'applicazione di freddo, ad esempio attraverso bagni di ghiaccio o l'utilizzo di dispositivi di crioterapia, può ridurre l'infiammazione e alleviare il dolore muscolare.

Compresse Calde:
- L'applicazione di calore, sotto forma di compresse calde o borse dell'acqua calda, può alleviare la tensione muscolare, migliorare la circolazione e favorire il rilassamento.

Elettrostimolazione Muscolare:
- Questa tecnica utilizza impulsi elettrici per stimolare i muscoli, contribuendo a ridurre la tensione e migliorare la circolazione. Può essere utilizzata per il recupero muscolare dopo l'allenamento.

Meditazione e Respirazione Profonda:
- La pratica della meditazione e della respirazione profonda può ridurre lo stress, calmare la mente e migliorare il rilassamento muscolare.

Power Nap:
- Un breve riposo durante il giorno, noto come "power nap", può migliorare la concentrazione, ridurre la fatica e contribuire al recupero fisico e mentale.

Fisioterapia:
- La fisioterapia è una disciplina che utilizza esercizi terapeutici e altre tecniche per migliorare la forza, la flessibilità e la funzione muscolare, riducendo il dolore e favorendo la rigenerazione.

Auto-Massaggio e Rilassamento Muscolare Progressivo:
- Imparare tecniche di auto-massaggio e il rilassamento muscolare progressivo può essere utile per ridurre la tensione muscolare a casa.

Terapie Alternativa come l'Agopuntura:
- Alcune persone trovano beneficio da terapie alternative come l'agopuntura per alleviare tensioni muscolari e promuovere il benessere.

È importante personalizzare queste tecniche in base alle tue esigenze e condizioni specifiche. Consulta sempre un professionista della salute prima di intraprendere nuovi approcci, specialmente se hai preoccupazioni mediche specifiche.

Come gestire la stanchezza e mantenere alta l'energia

Gestire la stanchezza e mantenere alta l'energia richiede una combinazione di abitudini salutari, stili di vita equilibrati e attenzione alla tua salute generale. Ecco alcuni suggerimenti per affrontare la stanchezza e mantenere elevati i livelli di energia.

Riposo e Sonno Adeguato:
- Assicurati di ottenere un sonno di qualità. Cerca di dormire dalle 7-9 ore a notte, seguendo una routine regolare di andare a letto e svegliarti alla stessa ora.

Alimentazione Bilanciata:
- Mantieni una dieta equilibrata e ricca di nutrienti. Assicurati di consumare una varietà di cibi che forniscono carboidrati, proteine, grassi sani, vitamine e minerali.

Idratazione:
- Bevi abbastanza acqua durante il giorno. La disidratazione può causare stanchezza e bassi livelli di energia.

Esercizio Fisico Regolare:
- L'attività fisica regolare può aumentare i livelli di energia e migliorare la resistenza. Anche una breve passeggiata può essere utile per combattere la stanchezza.

Gestione dello Stress:
- Trova modi per gestire lo stress attraverso tecniche come la meditazione, la respirazione profonda o lo yoga. Lo stress cronico può contribuire alla stanchezza.

Fai Pause:
- Fai pause brevi durante il giorno, specialmente se svolgi un lavoro sedentario. Alzati, muoviti e fai esercizi leggeri per mantenere alto il livello di energia.

Organizzazione delle Attività:

- Organizza le tue attività in modo che ci sia un equilibrio tra lavoro, riposo e svago. Evita di sovraccaricarti e pianifica pause durante le attività prolungate.

Limita Caffeina e Zuccheri Aggiunti:
- Evita di dipendere troppo da caffeina e zuccheri per ottenere energia. Questi possono causare picchi e cali di energia.

Esposizione alla Luce Naturale:
- Cerca di passare del tempo all'aperto durante le ore di luce del giorno. L'esposizione alla luce naturale può migliorare i ritmi circadiani e contribuire a mantenere elevati i livelli di energia.

Gestisci il Peso Corporeo:
- Mantieni un peso corporeo sano attraverso una dieta equilibrata e l'esercizio fisico. L'eccesso di peso può contribuire alla stanchezza.

Evita Abitudini Notturne Dannose:
- Riduci l'uso di dispositivi elettronici prima di andare a letto, poiché la luce blu può interferire con il sonno. Evita pasti pesanti e attività stimolanti poco prima di coricarti.

Consulenza Professionale:
- Se la stanchezza persiste nonostante le modifiche dello stile di vita, consulta un professionista della salute per escludere cause sottostanti e ricevere supporto.

Ricorda che la gestione dell'energia è un processo individuale, e potrebbe essere necessario sperimentare diverse strategie per trovare quelle più adatte a te. Inoltre, è importante cercare assistenza medica se la stanchezza è prolungata o se ci sono altri sintomi preoccupanti.

X
Sostenibilit a Lungo Termine

Creare una routine sostenibile nel tempo

Creare una routine sostenibile nel tempo richiede pianificazione, flessibilità e l'adozione di abitudini che possano essere mantenute nel lungo periodo. Ecco alcuni passi per aiutarti a sviluppare una routine sostenibile.

Stabilisci Obiettivi Realistici:

- Definisci obiettivi realistici e raggiungibili. Evita di sovraccaricarti con troppe attività o cambiamenti radicali in una sola volta.

Identifica le Priorità:
- Identifica le attività e gli aspetti della tua vita che ritieni più importanti. Concentrati su di essi per garantire che la tua routine rispecchi le tue priorità.

Crea una Routine Mattutina:
- Inizia la giornata con una routine mattutina che ti prepari mentalmente e fisicamente per la giornata. Questo può includere attività come la meditazione, l'esercizio fisico leggero o la pianificazione della giornata.

Stabilisci Orari Fissi:
- Cerca di mantenere orari fissi per le attività chiave come il sonno, i pasti e l'esercizio fisico. Una routine prevedibile può aiutarti a mantenere la coerenza.

Pianifica Pause e Momenti di Relax:
- Integra pause e momenti di relax nella tua giornata. Questi momenti possono aiutarti a mantenere elevata l'energia e prevenire la stanchezza.

Sii Flessibile:
- Accetta che ci saranno imprevisti e che la vita può essere imprevedibile. Sii flessibile e adatta la tua routine quando necessario, senza sentirne un senso di fallimento.

Integra Abitudini Salutari:
- Incorpora abitudini salutari nella tua routine, come un'alimentazione equilibrata, esercizio fisico regolare e sufficiente riposo.

Crea Spazi per gli Hobby e il Tempo Libero:
- Riserva del tempo per gli hobby e le attività che ti piacciono. Ciò contribuirà a mantenere un equilibrio tra lavoro e svago.

Pianifica Attività Sociali:

- Include momenti per le relazioni sociali nella tua routine. Il supporto sociale è importante per il benessere mentale e può aggiungere gioia alla tua vita.

Valuta e Adatta:
- Periodicamente, valuta la tua routine e apporta eventuali modifiche necessarie. Le tue esigenze e priorità possono cambiare nel tempo, quindi assicurati che la tua routine si adatti a queste evoluzioni.

Pratica la Consapevolezza:
- Sii consapevole dei tuoi livelli di stress e della tua energia. Adatta la tua routine in base alle tue esigenze, prestando attenzione al tuo benessere generale.

Riconosci i Successi:
- Celebra i successi, anche quelli piccoli. Riconoscere i progressi può aumentare la motivazione e la soddisfazione personale.

In definitiva, una routine sostenibile è quella che si adatta al tuo stile di vita, è realistica e ti aiuta a raggiungere i tuoi obiettivi mantenendo un equilibrio. Sperimenta con questi suggerimenti e personalizzarli in base alle tue esigenze individuali.

Come mantenere e migliorare il benessere fisico nel corso della vita

Mantenere e migliorare il benessere fisico nel corso della vita richiede un approccio olistico che coinvolga una combinazione di abitudini salutari. Ecco alcuni consigli per preservare e promuovere il benessere fisico a tutte le età.

Attività Fisica Regolare:
- Fai esercizio fisico regolarmente. Include sia attività aerobica (come camminare, correre o nuotare) che esercizi di resistenza (come pesi o yoga) per mantenere la forza muscolare e la salute cardiovascolare.

Alimentazione Equilibrata:
- Segui una dieta bilanciata ricca di frutta, verdura, proteine magre, cereali integrali e grassi sani. Riduci il consumo di zuccheri aggiunti, grassi saturi e cibi processati.

Idratazione:
- Bevi a sufficienza acqua durante il giorno per mantenere il corpo ben idratato. L'acqua svolge un ruolo cruciale in molte funzioni corporee.

Sonno di Qualità:
- Dormi a sufficienza. Un sonno di qualità è essenziale per il recupero fisico e mentale. Cerca di mantenere una routine del sonno regolare.

Gestione dello Stress:
- Impara tecniche di gestione dello stress come la meditazione, la respirazione profonda o lo yoga. Lo stress cronico può influire negativamente sulla salute fisica.

Evita Abitudini Dannose:
- Riduci o evita l'uso di sostanze nocive come il fumo di tabacco e l'eccessivo consumo di alcol. Queste abitudini possono avere impatti negativi sulla salute fisica nel lungo termine.

Esami Medici Regolari:
- Sottoponiti a esami medici regolari e screening per la prevenzione e la rilevazione precoce di eventuali problemi di salute.

Mantenimento del Peso Corporeo:
- Mantieni un peso corporeo sano attraverso una combinazione di dieta equilibrata ed esercizio fisico. Il mantenimento del peso riduce il rischio di molte malattie croniche.

Attività Intellettuali:
- Stimola la tua mente attraverso attività intellettuali come la lettura, il puzzle, il gioco e l'apprendimento continuo. La stimolazione cognitiva è importante per mantenere la salute mentale.

Relazioni Sociali:
- Coltiva relazioni sociali positive. Il supporto sociale è associato a
- una migliore salute fisica e mentale.

Protezione Solare:
- Proteggi la tua pelle dall'esposizione ai raggi UV. L'uso di creme solari e l'adozione di pratiche sicure al sole possono prevenire danni cutanei e ridurre il rischio di cancro della pelle.

Flessibilità e Equilibrio:
- Integra esercizi di flessibilità e equilibrio nella tua routine, specialmente con l'avanzare dell'età. Questi esercizi possono contribuire a prevenire cadute e lesioni.

Prevenzione delle Lesioni:
- Fai attenzione per prevenire lesioni. Utilizza dispositivi di sicurezza appropriati durante l'attività fisica e adotta misure preventive nella vita quotidiana.

Mantenimento di Hobby e Interessi:
- Coltiva hobby e interessi che ti portino gioia. Queste attività possono contribuire al tuo benessere generale.

Adattabilità e Flessibilità:
- Sii adattabile e flessibile nelle tue abitudini. Le esigenze del corpo cambiano nel tempo, quindi è importante adattare la tua routine di salute in base alle circostanze.

Ricorda che l'adozione di queste abitudini dovrebbe essere graduale e adattata alle tue esigenze e al tuo stile di vita. Consulta sempre un professionista della salute prima di apportare cambiamenti significativi alla tua dieta o al tuo regime di esercizio.

Fine.